Jana Zang | Christine Metten

Poltern

Ein Ratgeber für Betroffene und Therapeuten

Jana Zang | Christine Metten

Poltern

Ein Ratgeber für Betroffene und Therapeuten

Das Gesundheitsforum

Schulz-Kirchner Verlag

Bibliografische Information der Deutschen Nationalbibliothek

Die Deutsche Nationalbibliothek verzeichnet diese Publikation in der Deutschen Nationalbibliografie; detaillierte bibliografische Daten sind im Internet über http://dnb.d-nb.de abrufbar.

1. Auflage 2014
ISBN 978-3-8248-1183-0
eISBN 978-3-8248-0972-1

Mollweg 2, D-65510 Idstein
Vertretungsberechtigte Geschäftsführer:
Dr. Ullrich Schulz-Kirchner, Nicole Haberkamm
Titelfoto: © Holger Schultz - Fotolia.com
Fotos im Innenteil (S. 23, 31): © Jana Zang
Fachlektorat: Dr. Claudia Iven
Lektorat: Doris Zimmermann
Umschlagentwurf und Layout: Petra Jeck
Druck und Bindung:
TZ-Verlag & Print GmbH, Bruchwiesenweg 19, 64380 Roßdorf
Printed in Germany

Inhaltsverzeichnis

Vorwort zur Reihe

Die Ratgeber für „Angehörige, Betroffene und Fachleute" vermitteln kurz und prägnant grundlegende Kenntnisse (auf wissenschaftlicher Basis) und Hilfestellungen zu ausgewählten Themen aus den Bereichen der Medizin, der Sprach- und der Ergotherapie. Die Autor(inn)en der Reihe sind ausgewiesene Fachleute mit langjähriger Erfahrung in Therapie, Beratung und Lehre.

„Poltern" – das ist eine Sprachstörung, die über viele Jahrzehnte als das „Stiefkind der Sprachtherapie" bezeichnet wurde und ein regelrechtes Schattendasein in der sprachtherapeutischen Forschung, Diagnose und Behandlung geführt hat: Viele Kinder, Jugendliche und Erwachsene sind betroffen, alle Therapeuten kennen es, aber es gab lange Zeit keine aktuellen Veröffentlichungen dazu, keine Forschungsprojekte, keine neuen Diagnose- oder Therapieansätze, keine Selbsthilfegruppen oder Ähnliches.

Die Gründe für die Vernachlässigung dieses eigentlich recht häufigen Störungsbildes liegen vermutlich in der Störung selbst, über deren Ursachen und Ausprägungen man viel zu wenig wusste, um sie angemessen behandeln zu können, aber auch in einer deutlichen Vorurteilshaltung gegenüber den Betroffenen. Viele Therapeuten und Forscher sahen das Poltern als kaum behandelbar an, weil die Betroffenen angeblich nicht genug Kontrolle aufbauen konnten, um ihren Sprechfluss, ihre Verständlichkeit und ihre Aussprache angemessen zu gestalten. Außerdem bestand in Laienkreisen oft die Meinung, dass die polternden und schlecht verständlich sprechenden Menschen sich einfach nur ein bisschen mehr Mühe geben müssten, dann wäre ihr Sprechen schon langsamer und besser artikuliert. Wozu dann Therapie- oder Forschungsmühen auf sich nehmen?

Glücklicherweise hat sich diese Sichtweise in den letzten Jahren deutlich gewandelt: Neue Forschungsaktivitäten haben zu einem besseren Verständnis des Störungsbildes und der Auswirkungen auf den psychosozialen Alltag der Betroffenen geführt, es wurden internationale Forschungsnetzwerke und erste Selbsthilfegruppen gegründet, es gibt ausgefeilte Diagnoseverfahren und neue Therapiemethoden.

Den Autorinnen dieses Ratgebers ist es zu verdanken, dass sie diese aktuellen und für die Betroffenen wirklich wertvollen Aktivitäten zu einem informativen Überblick zusammengefasst haben. Sie stellen vor, was früher an Therapie behindernden Vorurteilen über das Poltern bestanden hat, und erläutern demgegenüber, was man heutzutage forschungsgesichert darüber weiß. Sie erklären, welche Sprach-, Sprech- und Kommunikationsebenen betroffen sein können und wie eine moderne Diagnostik abläuft. Außerdem betrachten sie, welche Therapienotwendigkeiten, -methoden und -angebote es aktuell gibt. Abschließend erläutern die Autorinnen die oftmals schwerwiegenden Auswirkungen des Polterns auf das Alltagsleben, aber auch auf Sozialkontakte in Schule, Ausbildung und Beruf, und zeigen Hilfestellungen und Informationsmöglichkeiten auf.

Ich freue mich, dass es dem Autorinnen-Team mit diesem Ratgeber gelungen ist, das aktuelle Wissen über dieses jahrzehntelang „mysteriöse" Störungsbild aufzubereiten und es einer breiten Öffentlichkeit zur Verfügung zu stellen: Das Poltern kommt damit hoffentlich ein wenig mehr aus seinem Dornröschenschlaf heraus und wird ein bisschen ernster genommen, als das lange der Fall war. Die Betroffenen, ihre Angehörigen und Kommunikationspartner, aber auch die Therapeuten werden davon profitieren können.

Dr. Claudia Iven
(Herausgeberin)

Einleitung

Bildlich gesprochen: Was ist eine Redeflussstörung?

Mit dem Begriff der Redeflussstörungen bezeichnet man im Allgemeinen die Phänomene Stottern und Poltern. Experten benutzen ihn, um Stottern und Poltern von anderen Sprach- und Sprechstörungen (wie z. B. Lispeln oder Sprachentwicklungsstörungen) abgrenzen zu können. In anderen Sprachen werden ähnliche Bezeichnungen verwendet, wie zum Beispiel im Englischen das Wort Fluency Disorders (übersetzt: Flüssigkeitsstörungen). Die Begriffe sind gut gewählt und zeigen genau, worum es sich bei Stottern und Poltern handelt. Um verstehen zu können, was eine Redeflussstörung ausmacht, bietet es sich an, das Wort in seine Bestandteile zu zerlegen:

- **Rede**

Damit ist der konkrete Sprechakt gemeint, das heißt das hörbare Sprechen und die stattfindende Kommunikation.

- **Fluss**

Wenn eine Sprache gut beherrscht wird, dann fließt diese Sprache bildlich wie ein Fluss ganz regelmäßig. Es fällt nicht schwer, von einem Wort zum nächsten zu kommen und einen Satz nach dem anderen zu sagen. Selbst wenn ab und zu eine kurze Pause entsteht oder ein „ähm" eingeschoben wird, klingt das Sprechen flüssig.

- **Störung**

Im Falle einer Störung des Redeflusses stimmt etwas mit dem gleichmäßigen Fließen nicht mehr.

Der Redefluss kann wie im Folgenden mit einem Wasserfluss verglichen werden. Ein gleichmäßiges Fließen ist möglich, kann aber durch bestimmte Hindernisse unterbrochen werden und sich so auf Wasser- und Redefluss auswirken.

Wenn **Stottern** mit einem Fluss verglichen werden würde, dann könnte dieser Fluss Hindernisse wie große Steine und Baumstämme enthalten, die das Wasser blockieren und stauen. Die Hindernisse im Wasser würden dazu führen, dass das gleichmäßige Fließen unterbrochen wird und ein Wechsel zwischen Fließen und Unterbrechungen entsteht. So ist auch der Redefluss beim Stottern durch Hindernisse wie B-----lockierungen, Wi-Wi-Wiederholungen und Deeeeeeehnungen unterbrochen.

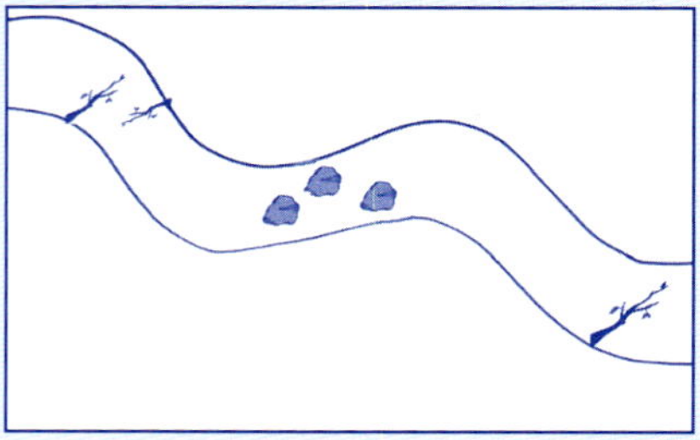

Wenn **Poltern** mit einem Fluss verglichen werden würde, dann würde dieser Fluss sehr unregelmäßig fließen und eher einem unruhigen Gewässer gleichen, auf dem man schnell die Übersicht verliert. Große Weiten würden sich mit verengten Passagen und Stromschnellen abwechseln. Das schnell fließende Wasser würde durch Steine im Wasser aufgewühlt und überschlüge sich an einigen Stellen. Der Redefluss beim Poltern äußert sich in vielen Unregelmäßigkeiten und schnellen Sprechanteilen, in denen sich Wörter überschlagen und unverständlich klingen.

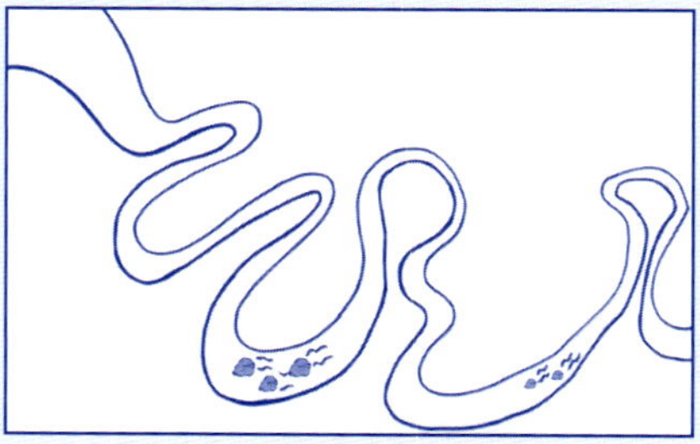

Dieser Ratgeber gibt einen kurzen Überblick über Theorie und Praxis der Redeflussstörung Poltern und zeigt, wie das Sprechen dabei fließt, warum es so fließt und wie der Fluss verändert werden kann. Es erfolgt keine klare Trennung zwischen Poltern im Kindesalter und im Erwachsenenalter. An einigen Stellen wird jeweils der Schwerpunkt auf Kinder oder Erwachsene gelegt.

Was ist Poltern?

Historischer Rückblick und Entwicklung bis heute

In Europa gibt es bereits seit dem 18. Jahrhundert Aufzeichnungen, die sich mit Poltern beschäftigen. In alten medizinischen Beschreibungen des Polterns findet sich oft die lateinische Bezeichnung „tumultus sermonis", was übersetzt „Aufruhr der Rede" heißt. Dabei handelt es sich um eine treffende Beschreibung: Polterndes Sprechen versetzt die Rede tatsächlich in Aufruhr, und zwar manchmal so stark, dass die Zuhörer nicht mehr verstehen können, was eigentlich gemeint war. Das erste englischsprachige Buch zu diesem Thema verfasste Deso Weiss 1964. Es wird heute noch gerne zitiert. Auf internationaler Ebene erfolgten komplexe Definitionsversuche und Sammlungen von Symptomen, die Poltern beschreiben könnten. Ebenfalls versuchte man polternden Menschen bestimmte Persönlichkeitsmerkmale zuzuordnen, die man aufgrund der Sprechweise zu erkennen meinte.

Aktuell existiert noch nicht viel Literatur zu der Redeflussstörung Poltern. 2004 (2014 in zweiter Auflage) erschien in Deutschland erstmals das Buch *Poltern* von Ulrike Sick, in der sie die bis dahin gewonnenen Erkenntnisse zu Theorie und Praxis im deutschsprachigen Raum beschreibt. Seit 2007 gibt es eine internationale Vereinigung für Poltern (International Cluttering Association, ICA). Hier haben sich Forscher, Therapeuten und Betroffene zusammengetan, um gezielt das Thema Poltern publik zu machen und um effektive Therapiemethoden etablieren zu können. Im deutschsprachigen Raum gibt es bisher noch keinen Ansatz für eine Vereinigung, die sich explizit mit Poltern identifiziert, die Interessen polternder Menschen vertritt und die Gesellschaft über Poltern aufklärt. Ebenfalls fehlt eine feste Plattform für Therapeuten, die sich gezielt mit Poltern auseinandersetzen.

Obwohl Poltern relativ häufig vorkommt (Schätzungen gehen von bis zu 1,5 % der Bevölkerung aus), ist es in der logopädischen beziehungsweise sprachtherapeutischen Praxis als Störungsbild eher unterrepräsentiert. Das könnte an einem verminderten Störungsbewusstsein der Betroffenen liegen, aber sicher auch daran, dass Poltern erst langsam als Störungsbild bekannt wird. Im Gegensatz zum Stottern, unter dem sich jeder etwas vorstellen kann und zu dem fast jeder eine betroffene Person kennt, ist das Poltern in der Gesellschaft kaum bekannt. Allgemein wird davon ausgegangen, dass der Begriff Poltern nicht auf Anhieb mit einer Sprachstörung in Zusammenhang gebracht wird. Die Begriffe Polterabend, Poltergeist oder ungeschicktes Stolpern werden eher assoziiert. Informationen in Form von Broschüren oder Beiträge in den Medien sind kaum vorhanden. In Erziehungs- und Bildungseinrichtungen sowie unter Ausbildern und Arbeitgebern ist der Begriff – und ein Verständnis davon, was Poltern ist – noch nicht verbreitet. Zusammenfassend lässt sich sagen, dass gerade in den letzten Jahren viele wichtige und neue Aktivitäten stattgefunden haben, die Redeflussstörung Poltern jedoch in Forschung und Praxis immer noch in ihren Kinderschuhen steckt.

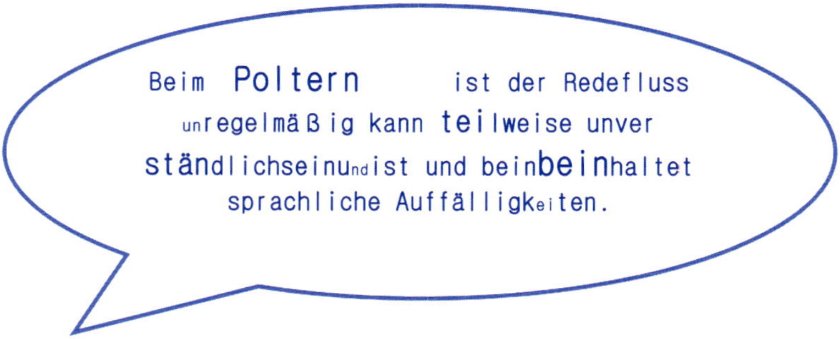
Beim Poltern ist der Redefluss
unregelmäß ig kann teilweise unver
ständlichseinundist und beinbeinhaltet
sprachliche Auffälligkeiten.

Definition

Es ist schwer, Poltern einheitlich zu definieren, da es in der Regel in Kombination mit vielen anderen Phänomenen auftritt.

Zuerst muss festgelegt werden, welche Symptome obligatorisch als Kernsymptome des Polterns auftreten und welche begleitend, jedoch nicht zwingend hinzukommen können (St. Louis & Schulte, 2011). Das bedeutet, es gibt Eigenschaften, die bei allen polternden Personen auftreten (Kernsymptome), und außerdem noch Eigenschaften, die nicht bei allen polternden Personen auftreten, die jedoch individuell vorliegen können (Begleitsymptome).

In diesem Ratgeber soll eine Definition genannt werden, die sich aus der Arbeitsdefinition von St. Louis & Schulte (2011) und Van Zaalen & Winkelman (2009) zusammensetzt. Es handelt sich also um eine Kombination aus Arbeitsdefinitionen. Im Folgenden wird die Definition kurz genannt und anschließend genau erklärt.

Poltern äußert sich in Segmenten unregelmäßiger und/oder hoher Sprechgeschwindigkeit, die zu Ausspracheauffälligkeiten (Zusammenziehen, Auslassen, Vertauschen), einer hohen Anzahl an normalen Unflüssigkeiten und Fehlern in der sprachlichen Struktur führen kann. Es können abnorme Pausen und auffällige Betonung auftreten.
Van Zaalen und Winkelman (2009) unterscheiden zwischen zwei Typen, die jedoch auch in Kombination auftreten.

Typ 1: Beim **phonologischen Poltern** ist die Sprechgeschwindigkeit nicht ausreichend an die phonologischen Entschlüsselungsfähigkeiten angepasst. Dadurch entstehen Zusammenziehungen („Feuaauto", statt „Feuerwehrauto") und Auslassungen („Feuerwehrauo")

Typ 2: Beim **syntaktischen Poltern** ist die Sprechgeschwindigkeit nicht ausreichend an grammatikalische Entschlüsselung und sprachliche Komplexität angepasst. Das resultiert in Satzkorrekturen („Ich ging – fuhr nach Hause."), Phrasenwiederholungen („Ich ging, ich ging nach Hause."), Interjektionen/Einschüben („äh") und semantischen Fehlern („Ich bin 33 Tage alt." statt „Ich bin 33 Jahre alt.").

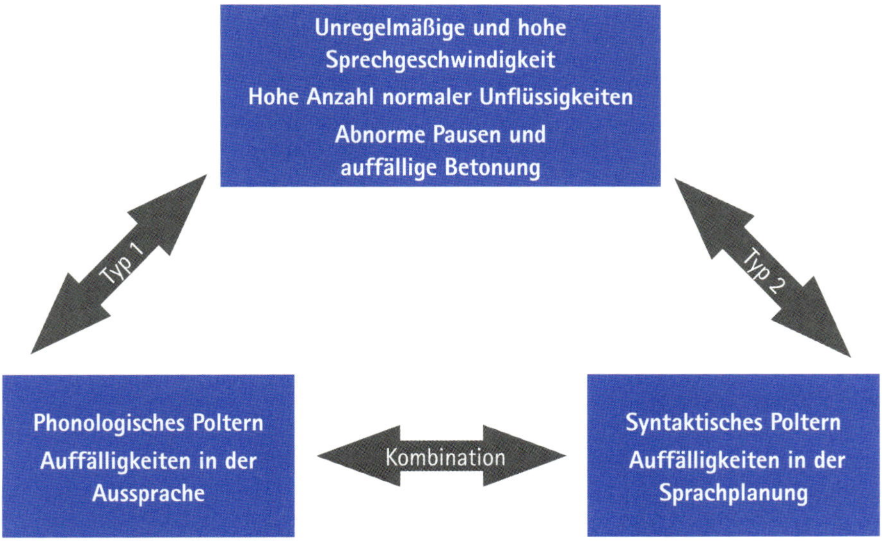

Abb. 1: Schematische Darstellung der Definition Poltern

Inwiefern eine eindeutige Abgrenzung zwischen Typ 1 und Typ 2 vorgenommen werden muss oder kann, bleibt noch zu untersuchen. Häufig zeigen die Erfahrungen aus der Praxis, dass bei starkem Poltern eine Kombination aus Typ 1 (phonologischem Poltern) und Typ 2 (syntaktischem Poltern) vorliegt.

Symptome

Bei der Suche nach einer einheitlichen Definition wird deutlich, dass es schwer ist, die Symptome des Polterns eindeutig festzulegen.

Obligatorische Symptome/Kernsymptome

Zu den Kernsymptomen des Polterns zählen, wie in der Definition genannt, ein erhöhtes oder irreguläres Sprechtempo, phonetisch-phonologische Auffälligkeiten und Unflüssigkeiten.

- **Erhöhte(s) oder irreguläre(s) Sprechtempo/Sprechgeschwindigkeit**

Das Sprechen polternder Personen ist dadurch gekennzeichnet, dass sie zeitweise sehr schnell sprechen (hohe Sprechgeschwindigkeit) beziehungsweise sehr stark in ihrer Sprechgeschwindigkeit variieren (unregelmäßige Sprechgeschwindigkeit). Im Unterschied zu nicht polternden Personen, die konstant sehr schnell, aber verständlich sprechen (sogenannte „Schnellsprecher", Fachbegriff „Tachylalie"), sind die sehr schnell gesprochenen Redeanteile beim Poltern häufig unverständlich.

- **Phonetisch-phonologische Auffälligkeiten**

Insbesondere in den Redeanteilen, bei denen die Sprechgeschwindigkeit erhöht ist, können Fehler in der Artikulation auftreten. Laute oder ganze Silben können ausgelassen, vertauscht oder ersetzt und lange Wörter unverständlich zusammengezogen werden. Wenn ein Wort wie ein Teleskop zusammengezogen wird (siehe Abb. 2), spricht man von einer Akzeleration. Diese Zusammenziehungen betreffen häufig mehrsilbige Wörter, aber auch ganze Satzteile.

- **Unflüssigkeiten**

Als Kernsymptom des Polterns treten Unflüssigkeiten auf, die stärker und häufiger ausgeprägt sind als bei nicht polternden Sprechern, jedoch auch klar von Stottern zu unterscheiden sind.
Normale Unflüssigkeiten können zum Beispiel Pausen, Wort- und Satzkorrekturen und Füllwörter wie „äh", „ähm", „also" sein. Ebenfalls können Wiederholungen von Wörtern und Satzteilen auftreten. Normale Unflüssigkeiten treten bei jedem Sprecher auf, fallen jedoch erst auf, wenn sie sehr häufig vorkommen. Zudem werden beim Poltern auch lockere Wiederholungen von Lauten und Silben beobachtet, die im Gegensatz zum Stottern ohne Spannungen auftreten.

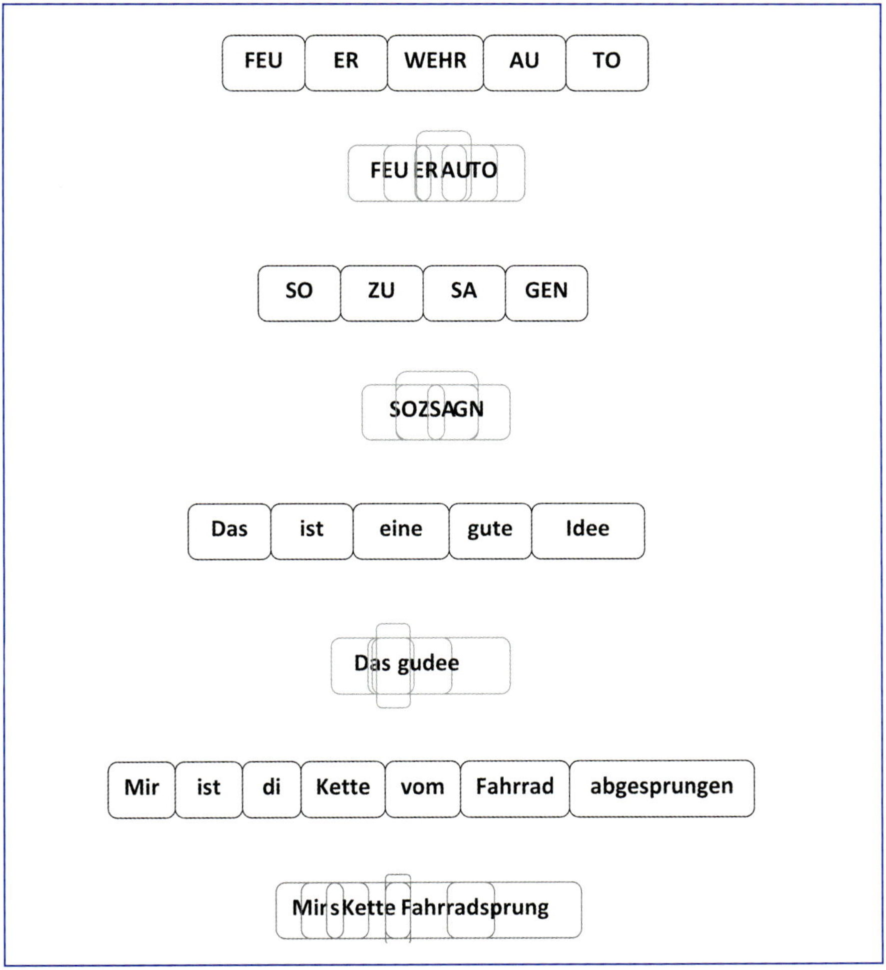

Abb. 2: Beispiele für Akzelerationen: Worte oder Satzteile werden teleskopartig zusammengezogen

■ Mögliche begleitende Symptome

Zusätzlich treten beim Poltern sehr häufig Auffälligkeiten in folgenden Bereichen auf:

Sprachplanung

Es kann zu Auslassungen von wichtigen Wort- oder Satzbestandteilen kommen. Die Satzstruktur kann unvollständig oder in der Reihenfolge falsch sein. Das Sprechen hört sich dadurch dysgrammatisch an und es fällt schwer, dem Inhalt zu

folgen („Nachdem ich bin ich ins Kino gegangen", statt „Nachdem ich zu Hause zu Abend gegessen hatte, bin ich ins Kino gegangen").
Zusätzlich kann auch die Wortwahl unpräzise sein und der Eindruck entstehen, dass nach einem Wort gesucht wird („Das Flugzeug hat die Verletzten ins Krankenhaus gehoben", statt „Der Hubschrauber hat die Verletzten ins Krankenhaus geflogen").

Sprachmelodie und Stimme
Das Sprechen kann monoton oder in der jeweiligen Situation unangepasst klingen (zu laut, zu dynamisch, zu leise ...).

Pragmatik/Kommunikatives Verhalten
Die Korrektur von unverständlichen Redeanteilen oder das Wiederholen in anderen Worten fällt polternden Personen häufig schwer. Erklärt man z. B. einem polternden Sprecher, dass man ihn nicht verstehen konnte, und bittet ihn, das Gemeinte neu zu erklären, ist die Antwort oft ebenso ungenau oder unverständlich wie vorher. Kommunikationsregeln, wie zum Beispiel der Sprecherwechsel, werden nicht ausreichend wahrgenommen und die Interpretation von nonverbaler Kommunikation kann erschwert sein. Polternde Sprecher nehmen deshalb die Signale der Kommunikationspartner, wenn diese etwas nicht verstanden haben (z. B. fragendes Aufblicken, Stirnrunzeln, Kopfschütteln), nicht als Zeichen wahr, dass sie etwas an ihrem Sprechen ändern sollten.

Individuell können weitere Begleiterscheinungen in den Bereichen Aufmerksamkeit und Konzentration, Auditive Wahrnehmung, Lernen, Eigenwahrnehmung, Schreiben, Motorik, Sprachverständnis und Sprachentwicklung vorliegen. Insbesondere das Schriftbild wird sehr häufig als auffällig beschrieben. Es treten vergleichbare Symptome wie beim polternden Sprechen auf. Zwischenräume oder Wortteile werden ausgelassen oder vertauscht, Satzzeichen fehlen oder der Satzbau ist auffällig (vgl. Abb. 3, S. 18).

Im Folgenden werden zwei Sprechbeispiele eines sehr stark polternden Mannes schriftlich wiedergegeben. In den Beispielen ist deutlich zu erkennen, dass nicht nur Auffälligkeiten in der Aussprache, sondern auch in der Sprachplanung auftreten. Es liegt zusätzlich eine schwere Beeinträchtigung des Lernens und eine sehr schwere Lese-Rechtschreibschwäche vor.

BEISPIEL 1, Märchen nacherzählen (Jugendlicher mit Poltern):

„Hensel un Gretel ja die gehnn Wald.

Die wotenda irgendwie Sch-Stöcker, nee der Vater, der Vater in ham die Kinder in Wa-Wald gebracht un der Vater hat gesagt so irgendwie m holen dich gleich wieder raus. Un der Vater is nich wiederkommen und sinie schunde [sind die eine Stunde] Spazieren gegangen sindie ham, die ham sich verlaufen und da ham ham sie Lebkuchenhaus gesehen. Und Hänslkretl han die hatten irnwie hunger gehabt nihamdacht [und da haben die gedacht] brechen mimwisschen [wir ein bisschen] was Lebkuchenhaus ab. Hensel und Gretel gehn in in ach Lebkuchenhaus. Da brechen se ein Stück Lebkuchen ab. Unda hörnse inwie n Geräusch in Lebkuchenhaus. Unhamsegehört irn dann ne Tür aufgeht. Und da stehtsene alte Frau nlangen Nase. Und da hat sie gesagt kommin hinein und dann sind se mreigangen so."

BEISPIEL 2, frei über ein Thema sprechen/erklären:

Logopädin: „Erklären Sie mir doch mal, wie Fußball funktioniert!"

„Wie Fußball funktionieren? Mitn Füßn ne. Spielbanne ni ni Verein. Straßnfuß, Straßnfußball. Gibskei-Gibskei Schiedsrichter." [Meint, dass er nur Straßenfußball ohne Schiedsrichter und Regeln spielt]

Logopädin: „Ich würde aber schon gerne wissen, wie das so abläuft."

„Ja isn Ball, shießma mit beiden Füßen irgendwie den Ball so passen, Torschießen. So Regeln kammani so merken. Is sehr lange her, früher als als Kind Fußball gespielt."

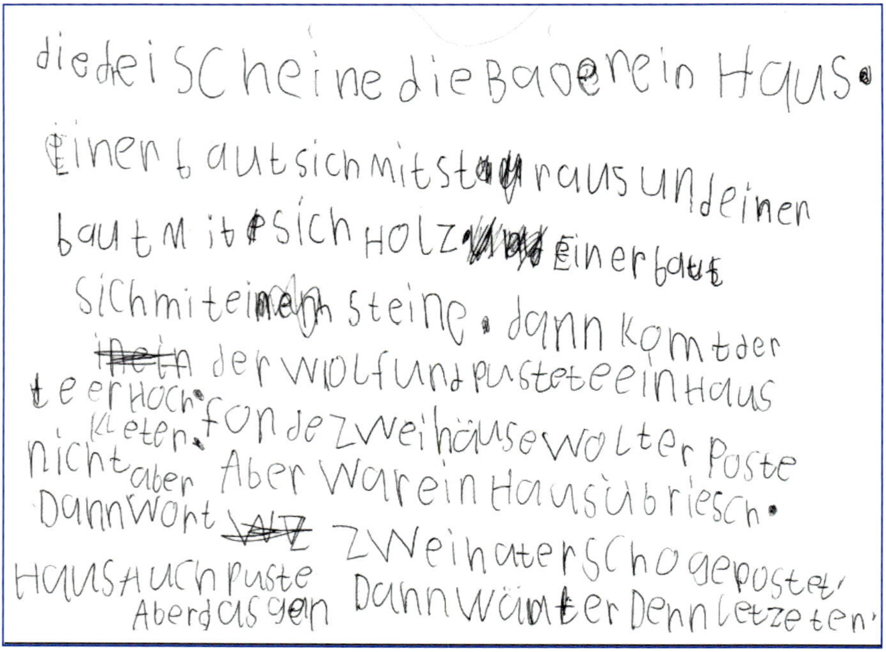

Abb. 3: Schriftbild Kind, 9 Jahre, mit Poltern und auffälliger Rechtschreibung (Die drei kleinen Schweine und der Wolf)

Auftretenshäufigkeit

Van Zaalen et al. (2011) beschreiben, dass es zur Auftretenshäufigkeit von Poltern keine festen Angaben gibt. Man ist sich einig, dass reines Poltern, also ohne von Stottern oder anderen Sprachstörungen begleitet zu sein, eher selten auftritt. Sick fasst 2014 Studien mit Häufigkeitswerten zwischen 0,4 und 1,5 % zusammen. Es wird geschätzt, dass 5-16 % aller unflüssig sprechenden Kinder poltern. Im Jugendlichen- und Erwachsenenalter ist eine Steigerung zu erwarten, da die Komplexität der Äußerungen zunimmt und die Kontrolle der Artikulationsmotorik abnimmt. Weitaus häufiger tritt eine Kombination aus Stottern und Poltern, das sogenannte Stottern-Poltern auf. In verschiedenen Studien werden bis zu 35 % der Probanden identifiziert, die sowohl stottern als auch poltern, das würde bedeuten, dass von 3 stotternden Personen eine auch poltert.

Poltern tritt bei Jungen häufiger auf als bei Mädchen. Es wird ein Verhältnis von 4:1 vermutet.
Poltern wird in der Regel erst ab dem dritten bis vierten Lebensjahr erkannt, wenn die Sätze eines Kindes länger und komplexer werden. Häufig wird Poltern noch später entdeckt, da zunächst von anderen Störungsbildern ausgegangen wird. Poltern tritt meist nicht plötzlich auf, sondern entwickelt sich parallel zur Sprachentwicklung. Es kann dabei noch weitere Auffälligkeiten in der Sprache des Kindes geben. Außerdem zeigt sich bei einer Person, die poltert, häufig, dass bereits weitere Familienmitglieder entweder gepoltert oder gestottert haben oder das noch immer tun.

Poltern tritt also in der Kindheit auf, verstärkt sich in der Pubertät und bleibt ein Leben lang bestehen, auch wenn die Symptome selbst schwanken können (Sick, 2014). Sehr häufig besteht eine Kombination aus Stottern und Poltern.

Der Mangel an aussagekräftigen Zahlen kann darauf zurückgeführt werden, dass es noch keine allgemeingültige Definition für Poltern gibt. Es ist schwer, Studien zur Auftretenshäufigkeit durchzuführen, wenn noch nicht eindeutig festgelegt ist, was Poltern eigentlich genau ist. Des Weiteren gibt es noch keine eindeutigen Diagnosekriterien und Instrumente, die für solche Studien einheitlich verwendet werden können.

Ursachen

Die Ursachen, die für das Entstehen von Poltern verantwortlich sind, sind noch nicht geklärt. Heutige Erklärungsansätze sind als Annahmen zu verstehen, weil man noch viel zu wenig über das Poltern weiß. Sick (2014) diskutiert als Ursachen unter anderem erbliche Veranlagung, neurologische Auffälligkeiten, Sprechtempo und sprachliche Kapazitäten, auditive Verarbeitungsstörungen, neurologische Kontrollstörung und eine Asynchronie von Prozessen.

Das bedeutet, dass es heute unterschiedliche Sichtweisen auf das Poltern gibt und dass polterndes Sprechen mit verschiedenen anderen Störungen zusammenfällt. Eine Person, die poltert, hat eventuell bereits eine genetische Disposition (Veranlagung) für Poltern und eine dazugehörige erschwerte Sprachverarbeitung. Durch die Kombination individueller anderer Auffälligkeiten und Umweltfaktoren kommt es zum Poltern.

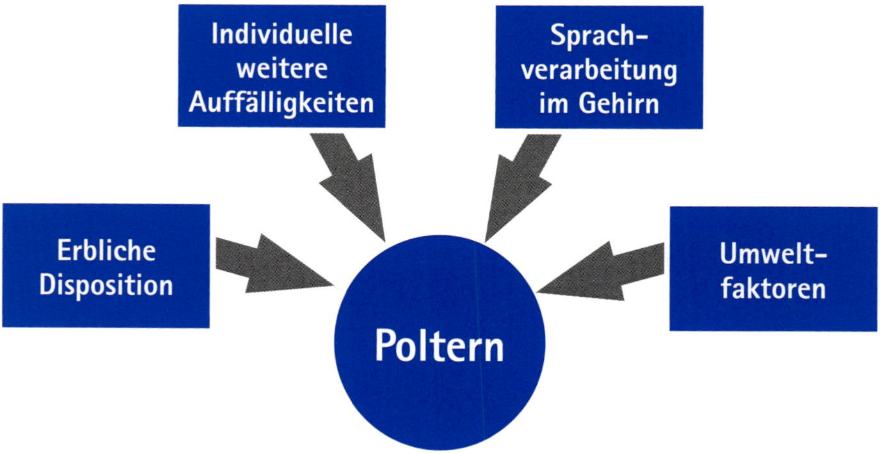

Abb. 4: Ursachenkombination für Poltern

Erbliche Disposition

Publizierte Daten, die beweisen, dass Poltern eine genetische Ursache hat, liegen noch nicht vor. Genau wie bei den fehlenden Zahlen zur Auftretenshäufigkeit ist dies darauf zurückzuführen, dass noch keine einheitliche Definition zum Poltern existiert, auf die sich die Studien stützen können. Trotzdem ist es sinnvoll anzunehmen, dass eine erbliche Komponente bei der Entstehung von Poltern eine Rolle spielt.

Beim Stottern konnte bereits eine mittelgradig bis hohe Vererbbarkeit nachgewiesen werden (Drayna, 2011). Eine erbliche Komponente lässt sich beispielsweise in Zwillingsstudien oder innerhalb von Großfamilien nachweisen. Beim Poltern ist wegen der häufigen Verbindung mit Stottern auch von einer wahrscheinlichen erblichen Disposition auszugehen.

Sprachverarbeitung im Gehirn

Poltern äußert sich in einem unregelmäßigen Sprechen. Es ist zu vermuten, dass im Gehirn viele verschiedene Funktionen und anatomische Strukturen am Poltern beteiligt sind, die die Sprache, die Motorik, die Aufmerksamkeit und die Sprechplanung betreffen (Alm, 2011). Die entsprechenden Regionen im Gehirn scheinen in ihrem gleichmäßigen Ablauf gestört zu sein. Poltern kann als eine Sprach-Sprechstörung bezeichnet werden, bei der viele Verarbeitungsvorgänge betroffen sind, angefangen von der motorischen Planung bis hin zum eigentlichen Sprechen (Ward, 2006). Poltern ist also ein sehr komplexes Phänomen.

Aktuelle Studien weisen darauf hin, dass polternde Personen sprechmotorische Probleme zeigen, die sich mit einer verzögerten Reaktionszeit und verlangsamten neurologischen Steuerprozessen erklären lassen: Die Steuerung der Atem-, Stimmgebungs- und Sprechmuskulatur gelingt nicht zeit- und ablaufgerecht.

Individuelle weitere Auffälligkeiten

Poltern scheint mit einer eingeschränkten Höraufmerksamkeit und Hörgedächtnisspanne zusammenzuhängen. Das häufige gemeinsame Auftreten mit Sprachentwicklungsstörungen, Aussprachestörungen und auditiven Verarbeitungsstörungen legt diesen Zusammenhang nahe. Darüber hinaus zeigen sich bei vielen polternden Personen nachweisbar verzögerte Reaktionen auf Hörreize, eine schlechtere auditive Differenzierung und eine geringere Hörmerkspanne. Polternde Personen verfügen also oft über eine weniger effektive Hörverarbeitung.

Umweltfaktoren

Vererbung, andere Störungsbilder und die Verarbeitung im Gehirn scheinen maßgebliche Ursachen für Poltern zu sein. Das bedeutet, dass es hier Entwicklungs- oder Funktionsprobleme geben muss, damit es überhaupt zum Poltern kommt. Damit ist es selbstverständlich, dass Personen aus der Umwelt, wie z.B. Eltern, nicht schuld daran sind, wenn ihr Kind poltert. Einflüsse aus der Umwelt können dazu beitragen, dass sich eine Redeflussstörung verstärkt, sie sind aber nicht primär die Ursache für diese.

BEISPIEL

Tom ist sechs Jahre alt. Seine Mutter besucht mit ihm eine Sprachtherapie. Die Sprachtherapeutin stellt eine Sprachentwicklungsstörung fest, die sich unter anderem darin äußert, dass Tom nicht so viel verstehen kann, wie andere Kinder in seinem Alter verstehen. Zusätzlich stellt die Sprachtherapeutin fest, dass Tom poltert. Sie erklärt der Mutter, dass Poltern mit anderen Störungen – in diesem Fall mit einer Sprachentwicklungsstörung – einhergehen kann und dass es häufiger bei Jungen als bei Mädchen auftritt. Tom spricht einige Satzteile sehr schnell, wiederholt viele Phrasen, korrigiert häufig Sätze und benutzt falsche Wörter. Die Sprachtherapeutin stellt syntaktisches Poltern (Typ 2) fest. Die Familienanamnese zeigt, dass Toms Vater ähnliche Probleme hat (erbliche Disposition). Als Jugendlicher war er in sprachtherapeutischer Behandlung, obwohl man sich damals noch nicht sehr gut mit Poltern auskannte. Toms Mutter ist verunsichert und weiß nicht, wie sie auf Toms Poltern reagieren soll. Von einigen Kindern wird Tom gehänselt (negative Reaktionen aus der Umwelt).

Zusammenfassend lässt sich sagen, dass Poltern eine komplexe Redeflussstörung ist, die erst in den letzten Jahren zunehmend bekannter wird. Sie geht unter anderem immer mit einem schnellen beziehungsweise unregelmäßigen Sprechen einher und betrifft schätzungsweise mehr als 1 % der Bevölkerung. Poltern fängt im Kindesalter an und tritt häufiger bei Jungen als bei Mädchen auf. Dabei sind die Ursachen nicht primär in der Umwelt, sondern in der erblichen Disposition und der Sprachverarbeitung im Gehirn zu suchen.

Diagnostik

Eine ausführliche logopädische beziehungsweise sprachtherapeutische Untersuchung (Diagnostik) kann Aufschluss darüber geben, ob das Störungsbild Poltern vorliegt oder nicht. Darüber hinaus kann auch festgestellt werden, welche begleitenden Phänomene auftreten, welches Ausmaß das Poltern im Alltag hat und welche Therapiemaßnahmen anschließend sinnvoll sein können.
Eine einheitliche Vorgehensweise in der Diagnostik des Polterns gibt es noch nicht, da noch nicht endgültig und einheitlich geklärt ist, welche Diagnostikkriterien beziehungsweise welche Symptome als Standard für die Diagnose Poltern gelten. Häufig wird die Frage diskutiert, in welchem Alter eine klare Diagnose gestellt werden kann. Van Zaalen und Kollegen (2011) weisen darauf hin, dass es vom Entwicklungsstand der Sprache abhängt. Eine klare Altersgrenze für den Zeitpunkt der Diagnostik gibt es demnach nicht. Die Angaben für ein optimales Diagnosealter schwanken zwischen sechs und acht Jahren, auch wenn Poltern sicher bereits im Alter von 4 Jahren auffallen kann.
Im Folgenden wird der Ablauf einer Polterdiagnostik kurz dargestellt und anschließend genauer erklärt. Hier ist bereits hervorzuheben, dass eine vollständige Diagnostik nicht nur die Funktionsebene betrifft, sondern auch die individuelle Beeinträchtigung der Lebensqualität, die Teilhabe und das Umfeld einer polternden Person berücksichtigt.

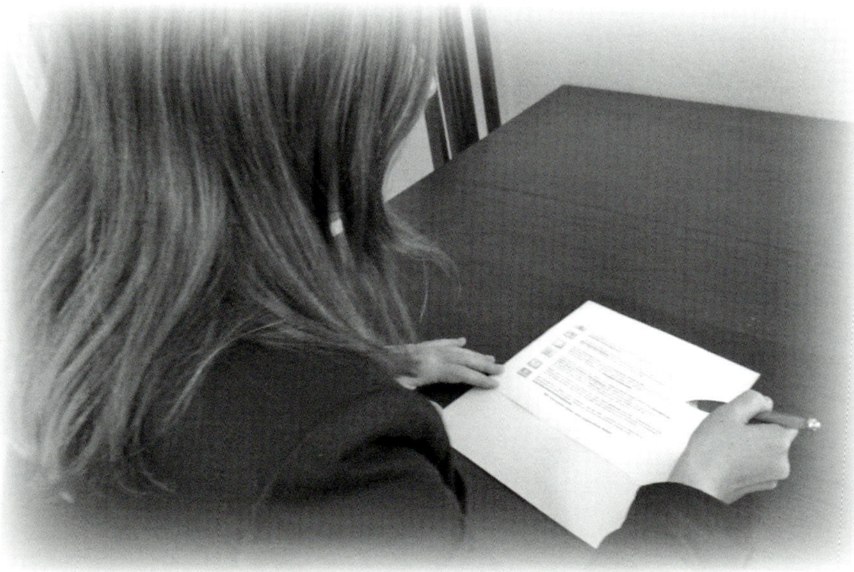

1 Familien- und Entwicklungsgeschichte

- Auftreten von Poltern, Stottern und Sprachproblemen
- Allgemeine sprachliche und motorische Entwicklung

2 Videoaufnahmen

- Spontansprache, Nacherzählen, lautes Vorlesen, Reihensprechen

3 Kernsymptome identifizieren

- Sprechgeschwindigkeit, Artikulationsfehler, Unflüssigkeiten, Sprachplanung

4 Eigene Wahrnehmung und Motivation

- Eigene Beschreibung der Symptome, Störungsbewusstsein und Motivation mittels Fragebogen erfassen

5 Kombination mit anderen Phänomenen

- Weitere Untersuchungen in den Bereichen Sprachentwicklung, Schriftsprache, Auditive Verarbeitung, Kommunikationsstrategien
- Stottern, Aufmerksamkeitsdefizit, Sprachentwicklungsstörung

Abb. 5: Ablauf einer Polterdiagnostik

Familien- und Entwicklungsgeschichte

Kommt ein Patient in eine sprachtherapeutische Praxis, dann stellt ihm der Therapeut zunächst einige Fragen dazu, warum er eine Sprachtherapie besuchen möchte (Anamnese). Die Anamnese kann erste wichtige Hinweise für das Vorliegen von Poltern geben.

Wird Poltern diagnostiziert, ist es zunächst sinnvoll, Poltern kurz zu definieren und einige Beispiele vorzumachen. So können sich ein erwachsener Patient oder die Eltern eines Kindes ein Bild davon machen, was der Begriff Poltern beinhaltet.

Neben Fragen zum allgemeinen Entwicklungs- und Gesundheitszustand sollten die folgenden Punkte geklärt werden:

- Warum wünschen Sie sich eine sprachtherapeutische Behandlung?
- Gibt es in Ihrer Familie noch andere Personen, die poltern, stottern oder eine Sprachentwicklungsstörung haben oder hatten?
- Wie ist die kindliche Sprachentwicklung verlaufen?
- Wie ist die kindliche motorische Entwicklung verlaufen?
- Wie ist die kindliche Aufmerksamkeitsentwicklung verlaufen?
- Wie hat sich die Schriftsprache entwickelt?
- Wie gut ist die Wortfindung?
- Wann wurde das Poltern zum ersten Mal bemerkt?
- Welche Symptome fallen auf? (Vorgaben und Beispiele)
- In welcher Situation tritt das Poltern besonders stark auf?
- Wie reagiert die Umwelt auf das Poltern?
- Wie sind die eigenen Reaktionen auf das Poltern? Gibt es Sprachangst oder Frustration?
- Haben Sie schon andere Therapien besucht?
- Wie motiviert sind Sie, eine sprachtherapeutische Therapie zu besuchen?

Analyse einer Videoaufnahme

Um das Sprechen genau zu analysieren, sollte immer eine Videoaufnahme angefertigt werden. So können bestimmte Stellen mehrfach angesehen und genau ausgewertet werden. Eine Videoaufnahme kann auch eine gute Möglichkeit sein, um die Eigenwahrnehmung zu trainieren und Fortschritte in der Therapie zu dokumentieren.

Eine Aufnahme anfertigen

Da Poltern abhängig von einer Situation und der Aufmerksamkeit sein kann, können in verschiedenen Situationen Videoaufnahmen gemacht werden. Häufig kommt es vor, dass polternde Menschen im ersten Kontakt mit Ärzten oder Sprachtherapeuten zunächst unauffällig sprechen. Das könnte daran liegen, dass die Aufmerksamkeit stark auf das Sprechen gerichtet wird. Hier empfiehlt es sich, die Betroffenen zu bitten, eine selbst angefertigte Aufnahme von zu Hause mitzubringen. Außerdem können in einer Untersuchungssituation verschiedene Sprechsituationen aufgenommen werden. Van Zaalen und Kollegen (2011) empfehlen folgende Situationen:

- Lautes Vorlesen
- Spontansprache
- Eine Geschichte nacherzählen

Ergänzend können die folgenden Sprechaufgaben aufgenommen werden:

- Reihensprechen (z. B. zählen, Monate aufsagen)
- Gedichte oder Zungenbrecher vortragen

Beim ersten telefonischen oder persönlichen Kontakt kann das Poltern zunächst sehr unauffällig sein oder gar nicht auftreten. Selbst aufgenommene Videoaufnahmen aus verschiedenen alltäglichen Situationen können daher für die Diagnostik des Polterns sehr hilfreich sein und zum ersten Termin mitgebracht werden.

Eine Aufnahme auswerten

Zunächst wird die Aufnahme auf wichtige Symptome des Polterns hin untersucht. Analysiert werden:

- Sprechgeschwindigkeit und Sprechpausen
- Ausspracheauffälligkeiten und unverständliche Abschnitte
- Normale Unflüssigkeiten und Stottersymptome
- Sprachauffälligkeiten

Zusätzlich sollten analysiert werden:

- Sprachmelodie und Stimme
- Pragmatik und kommunikatives Verhalten

Pragmatik und kommunikatives Verhalten bedeutet, dass eine Person in einer Situation das Richtige sagt und dazu passend Gestik und Mimik einsetzen kann.

Da sehr individuell weitere Begleiterscheinungen beim Poltern auftreten können, empfiehlt sich auch die Untersuchung der folgenden Bereiche:

- Aufmerksamkeit und Konzentration
- Auditive Wahrnehmung
- Eigenwahrnehmung
- Schreiben
- Motorik
- Sprachverständnis und Sprachentwicklung

Zur ersten Einschätzung kann zunächst das Screening zur Spontansprachanalyse nach Sick (2014) durchgeführt werden. Ein weiteres mögliches Screeninginstrument ist das Predictive Cluttering Inventory (PCI, Van Zaalen et al. 2009; Daly & Cantrell 2006). Die deutsche Übersetzung der Originalfassung von Daly ist frei im Internet erhältlich[1]. Zur ausführlichen Diagnostik stehen die Transkribierte Spontansprachanalyse nach Sick (2014) oder die AAUS (Aachener Analyse Unflüssigen Sprechens nach Schneider & Zückner, 2005) zur Verfügung.

---

1 Deutsche Übersetzung der Cluttering Predictive Inventory (CPI) http://associations.missouristate.edu/ica/Resources/Resources%20and%20Links%20pages/clinical_materials.htm. [Zugriff: 15.04.2014]

Eigene Wahrnehmung und Motivation

Für eine gute Diagnostik und Therapieplanung ist es wichtig, sehr genau in Erfahrung zu bringen, was das Poltern für eine Person, ihr Umfeld und die Teilhabe am gesellschaftlichen Leben bedeutet. Die Internationale Klassifikation für Funktionsfähigkeit und Behinderung (ICF) bietet eine Hilfestellung. Es wird also nicht nur die Funktion des Sprechens betrachtet, sondern auch die oben genannte Teilhabe, d. h., wie sich das Poltern auf den Alltag der betroffenen Person und ihre Kommunikationspartner auswirkt. Punkte, die hierfür erfasst werden sollten, sind:

- Eigene Beschreibung der Symptome und der Situation
- Eigene Beschreibung der Reaktion des Umfeldes
- Erwartungen an den Gesprächspartner
- Auftreten von Sprechängsten
- Einfluss des Polterns auf die soziale Teilhabe am Leben

Für Jugendliche und Erwachsene kann der Fragebogen „Selbsteinschätzung des Sprechens und der Kommunikation" von Sick (2014) hilfreich sein.

Trotz der Vermutung, dass beim Poltern die Symptome manchmal schlecht wahrgenommen werden, muss eine ausführliche Diagnostik neben der Funktionsebene des Sprechens auch den Einfluss des Polterns auf den Alltag einer Person festhalten. Sprechängste können beim Poltern aufgrund der Reaktion der Gesprächspartner entstehen und sehr belastend sein.

Differentialdiagnostik

In der Polterdiagnostik ist es wichtig, Verwechslungen mit anderen Phänomenen wie Schnellsprechen (Tachylalie), Stottern, phonologischen Störungen und neurologischen Erkrankungen auszuschließen. In der sogenannten Differentialdiagnostik (unterscheidende oder abgrenzende Diagnostik) wird festgestellt, welche Symptome auftreten und ob diese in das Erscheinungsbild des Polterns passen.

In der folgenden Tabelle werden die aussagekräftigsten Unterschiede zwischen Poltern, Stottern, Schnellsprechen und allgemein undeutlicher Aussprache aufgelistet. An dieser Stelle ist noch einmal darauf hinzuweisen, dass Poltern sehr häufig auch in Kombination mit Stottern auftritt.

Parameter	Poltern	Stottern	Schnell-sprechen	Undeutliche Aussprache
Art der Unflüssigkeiten	Wortwiederholungen, Silbenwiederholungen, häufige normale Unflüssigkeiten	Dehnungen, Blockierungen, Laut- und Silbenwiederholungen	normale Unflüssigkeiten	normale Unflüssigkeiten
Körperliche Begleitsymptome	keine	diverse	keine	keine
Sprechängste	situativ	häufig	keine	keine
Sprechgeschwindigkeit	erhöht/ irregulär	abhängig von der Symptomatik	schnell	normal
Ausspracheauffälligkeiten	phasenweise unangepasste Bewegung der Artikulationsorgane	abhängig von der Symptomatik, allgemein deutlich	deutlich	dauerhaft reduzierte Beweglichkeit der Artikulationsorgane
Sprachauffälligkeiten	häufig auffällig	selten auffällig, Vermeidungsverhalten	nicht auffällig	nicht auffällig
Schriftbild	häufig auffällig	nicht auffällig	nicht auffällig	nicht auffällig
Aufmerksamkeit	häufig auffällig	nicht auffällig	nicht auffällig	nicht auffällig
Sprechen unter Stress, Aufmerksamkeit	besser	schlechter	individuell	individuell
Sprechen in Entspannung	schlechter	besser	individuell	individuell

Tab. 1: Abgrenzende Merkmale von Poltern, Stottern, Schnellsprechen und undeutlicher Aussprache

Zusammenfassend lässt sich sagen, dass die Diagnose Poltern erst nach einer ausführlichen Anamnese und nach einer Analyse von Videoaufnahmen gestellt werden kann. Für eine eventuelle Therapie spielen außerdem die Motivation, Eigenwahrnehmung und die Rolle des Polterns im alltäglichen Leben eine Rolle. Poltern sollte zudem von Stottern, Schnellsprechen und „Nuscheln" abgegrenzt werden.
Aufgrund der umfangreichen Diagnostik aller Teilbereiche kann die komplette Diagnostik einige Stunden in Anspruch nehmen und sollte sorgfältig vorbereitet werden.

Therapie

Wann ist eine Therapie notwendig?

Eine Therapie sollte immer dann stattfinden, wenn sich das Poltern negativ auf das tägliche Leben und die Lebensqualität auswirkt. Wird im Kindesalter eindeutig Poltern diagnostiziert, kann eine Therapie im präventiven Sinne negativen Erfahrungen vorbeugen und frühzeitig an Sprache, Schriftsprache und Aufmerksamkeit arbeiten. Zeigt ein Kind bereits sprachlichen Rückzug oder Frustration aufgrund des Zuhörerverhaltens, ist eine Therapie dringend anzuraten, um z. B. Nachteilen in der schulischen Laufbahn oder später für die Ausbildung/Berufswahl vorzubeugen. Im Jugendlichen- und Erwachsenenalter spielt die eigene Motivation eine große Rolle. Erfolgt der Therapiewunsch eher extern, d. h. aus dem familiären Umfeld heraus oder z. B. vom Arbeitgeber, muss zunächst geklärt werden, wie groß die eigene Motivation ist, das Sprechen zu verändern. Eine Abwägung, ob eine Therapie die eigenen Ziele erfüllen kann, ist notwendig.

Genau wie bei der Diagnostik besteht auch in der Therapie das Ziel darin, nicht nur auf der Funktionsebene, also auf der Ebene der Symptome zu agieren. Auch das Einbeziehen des Umfeldes und die individuelle Anpassung der Therapiebausteine an die individuellen Teilhabeziele eines Patienten sind wesentliche Aufgaben einer Therapie.

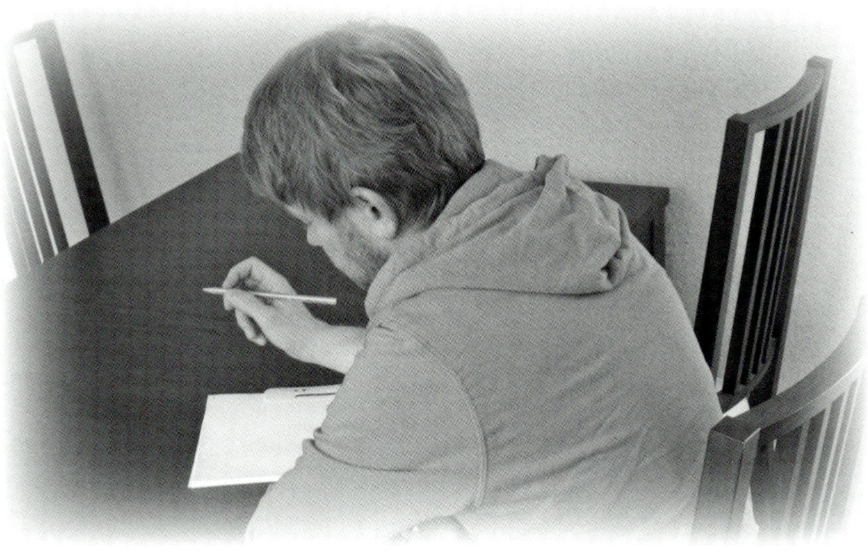

Prinzipien für die Rahmengestaltung einer Therapie

Bevor die eigentliche Therapie im Detail beginnt, empfiehlt Lanouette (2011) sieben Prinzipien, die in die Therapieplanung mit einfließen sollten:

1. Zunächst muss verstanden werden, was das Wort Sprechflüssigkeit überhaupt bedeutet, und dass flüssig sprechen heißt, mit einer bestimmten Geschwindigkeit und einer angepassten muskulären Spannung im Mundbereich zu sprechen. Außerdem ist ein Wissen über das gezielte Setzen von Pausen erforderlich.

2. Zusätzlich muss geklärt werden, was Poltern alles beinhaltet. Dabei können Begriffe wie z. B. Koartikulation, Unflüssigkeiten, Geschwindigkeit, Pragmatik, Silbenauslassung diskutiert werden.

3. Die Therapie muss zur Selbstbeobachtung ermutigen, damit Symptome erkannt und verändert werden können.

4. Es ist wichtig, immer den Grund für eine Übung zu kennen und genau zu wissen, warum sie gemacht wird. Das Verstehen einer Übung hilft, sich besser auf die Übung einzulassen.

5. Eine Therapiestunde sollte immer einen ähnlich strukturierten Ablauf haben und Ordnung vorgeben, die man auch im Sprechen braucht. Ein Beispiel für eine immer wiederkehrende Stundenstruktur wäre:
   - Sprechen überprüfen
   - Aus der letzten Therapiestunde wiederholen
   - Mit einer leichten Aufgabe aufwärmen
   - Mit einer schwierigen Aufgabe herausfordern
   - Mit einer erfolgreichen und somit positiven Aufgabe enden
   - Spezifische Hausaufgaben im Detail festlegen

6. Übungen sollten ausreichend wiederholt werden, damit sie wirklich gelernt werden können.

7. Übungen sollten so erklärt und diskutiert werden, dass sie dem Alter und Interesse des Übenden entsprechen, zum Beispiel könnte ein Jugendlicher sein Poltern mit Fußballspielen vergleichen. Durch eine gute Beobachtungsgabe bekommt er den Ball schneller und kann ihn weiterspielen. Genauso kann er durch eine gute Selbstbeobachtung sein Poltern frühzeitig erkennen und modifizieren.

Therapieablauf

Um Übungen in der Therapie in einen sinnvollen Zusammenhang zu bringen und strukturiert vorgehen zu können, schlägt Ward (2006) einen bestimmten Therapieablauf vor. Die einzelnen Phasen werden im Folgenden kurz erläutert:

1 Identifikation

- Grund der Therapie
- Ziele der Therapie
- Erklärung der Eigenschaften von Poltern

2 Beobachtung und Selbstwahrnehmung

- Videoanalysen durchführen
- Identifikation, warum Sprechen so schwierig zu verstehen ist
- Selbstbeobachtung als ein wichtiges Werkzeug in der Therapie

3 Modifikation

- Individuelle Sprechbereiche bearbeiten
- Sprechen
- Pragmatik
- Sprache
- Motorik

4 Beibehalten der Flüssigkeit

- Phänomen Rückfall diskutieren
- Faktoren aufdecken, die zu Rückfällen führen können

Abb. 6: Therapieablauf in Anlehnung an Ward, 2006

Identifikation

In der Identifikationsphase wird besprochen, warum eine Person zur Therapie kommen möchte und welche Lebensbereiche beziehungsweise Kommunikationssituationen durch das Poltern belastet sind. Es werden individuelle Ziele für die Therapie festgelegt und grundlegende Eigenschaften von Poltern geklärt. Mögliche Symptome des Polterns werden verdeutlicht, sodass Sie in der folgenden Phase erkannt werden können.

Beobachtungs- und Selbstwahrnehmungsphase

In dieser Phase werden Video- und Audioanalysen eingesetzt. Es wird betont, wie wichtig es für die Therapie ist, sich selbst gut beobachten zu können, und es wird gezeigt, warum das Sprechen schwer zu verstehen ist. Anhand von Selbsteinschätzung und anschließender Überprüfung des eigenen Sprechens wird die Wahrnehmung für Poltersymptome gestärkt.

Modifikation

In der Modifikationsphase wird in den Bereichen gezielt gearbeitet, die in den vorherigen Phasen als problematisch erkannt worden sind. Individuell können das unterschiedliche Bereiche sein, die je nach Schweregrad unterschiedlich intensiv trainiert werden.

Beibehalten der Flüssigkeit

Da es im Bereich Redeflussstörungen häufig zu Rückfällen kommt, müssen diese in der letzten Phase, in der es um das Beibehalten der Sprechflüssigkeit geht, unbedingt angesprochen werden. Zusammen sollte überlegt werden, wie mit Rückfällen umzugehen ist. Je nach persönlichem Ziel kann es auch ausreichend sein, die Sprechflüssigkeit in festgelegten Situationen aufrechtzuerhalten.

Therapiebereiche

Beim Poltern wird die Sprechgeschwindigkeit häufig als einer der wichtigsten Therapiebereiche genannt. Jedoch ist die Therapie von Poltern immer multidimensional zu sehen. Verschiedene Autoren stimmen darin überein, dass die Bereiche Kognition, Sprechen, Pragmatik, Sprache und Motorik in die Therapie mit einfließen sollten (Lanouette, 2011). Darunter ist Folgendes zu verstehen:

Kognition	■ Selbstwahrnehmung ■ Selbstbeobachtung mithilfe von Audio- und Videoaufnahmen
Sprechen	■ Unflüssigkeiten ■ Geschwindigkeit ■ Prosodie ■ Artikulation
Pragmatik	■ Konversationen führen können ■ Nonverbale Kommunikation interpretieren können
Sprache	■ Sprachproduktion ■ Schriftsprache
Motorik	■ Motorisches Programmieren

Tab. 2: Therapiebereiche des Polterns nach Lanouette (2011)

Sick (2014) nennt als Haupttherapiebereiche beim Poltern Phonetik, Sprechtempo, Sprache, Prosodie, Pragmatik/Kommunikation und Einstellungen/Gefühle. Dem gehen Übungen zur Selbstwahrnehmung (Kognition) voraus.

Im Folgenden werden anschaulich je zwei Übungsbeispiele – u. a. nach Sick (2014) – den oben genannten Bereichen Kognition, Sprechen, Pragmatik, Sprache und Motorik zugeordnet. Es handelt sich dabei lediglich um Beispiele, die die jeweiligen Bereiche jedoch nicht vollständig beschreiben können. Eine ausführliche Übungssammlung findet sich bei Sick (2014).

- **Kognition**

  Audio- und Videoaufnahmen mit Transkripten:
  Anhand der Aufnahmen können Transkripte angefertigt und entweder alleine oder zusammen mit den Aufnahmen gelesen werden, sodass Symptome besser erkannt werden können.

  Kontrastierende Arbeit:
  Auffälliges Sprechen wird dem unauffälligen Sprechen gegenübergestellt, um so die Poltersymptome deutlicher zeigen zu können.

- **Sprechen**

  Variationen der Sprechgeschwindigkeit:
  Texte und Geschichten werden mit unterschiedlichen Sprechgeschwindigkeiten gelesen oder erzählt.

  Silbisches Sprechen:
  Zur gleichmäßigen Reduzierung der Sprechsilben werden alle Silben gleich lang gesprochen. Die Übung kann mit einem „Sprechbogen" gesteigert werden. Zunächst wird ein kurzes Wort (z. B. Feuer) mit einem Schwung gesprochen, danach wird es sukzessive verlängert (Feuerwehr → Feuerwehrauto → Feuerwehrautofahrer) und der Schwung muss dementsprechend langsamer erfolgen.

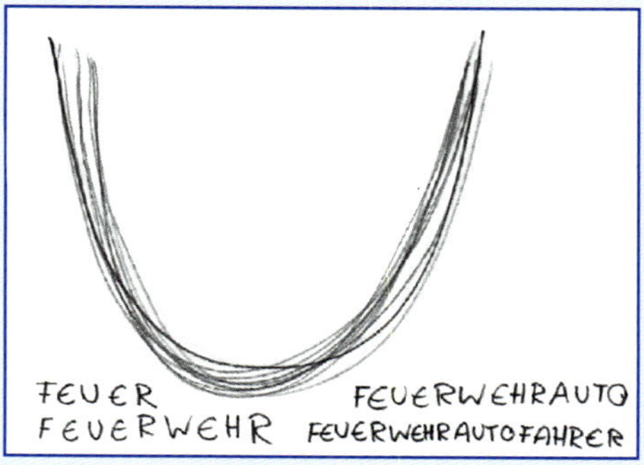

- **Pragmatik**

  Ein-Satz-Übung:
  Jeder Sprecher darf immer nur einen Satz sagen, danach ist der andere Sprecher an der Reihe. So entsteht ein regelmäßiger Sprecherwechsel.

  Wiedergabe von Fragen des Gesprächspartners:
  Bevor eine Frage beantwortet wird, muss diese mit eigenen Worten wiederholt werden. Auf diese Weise wird die Frage besser verstanden und gezielt darauf eingegangen.

- **Sprache**

  Erzählen von Bildergeschichten:
  Es müssen inhaltliche und syntaktische Verknüpfungen geschaffen werden können. Jedes Bild kann einen kurzen Satz repräsentieren, der in sich schlüssig ist. Trennsteine helfen, die Bilder auch differenziert zu betrachten.

  Witze erzählen:
  Ein Witz muss strukturiert aufgebaut sein und erfordert bestimmte inhaltliche Details, damit die Pointe am Ende genau passt.

- **Motorik**

  Oral Motor Syllable Training Program (Riley & Riley, 1985):
  Es handelt sich um ein Programm zur Förderung der oralen Koordinationsfähigkeit und präzisen Artikulation.

  Arbeit an Wortendungen:
  Wortendungen werden in Lesetexten markiert und gezielt betont.

Im Bereich Sprechen ist die Sprechgeschwindigkeit wie bereits erwähnt für viele Therapeuten einer der wichtigsten Therapiebereiche. Myers (2011) vermutet, dass die Kontrolle der Sprechgeschwindigkeit einen erheblichen Einfluss auf andere Therapiebereiche hat. Wer langsam und mit Selbstbeobachtung spricht, kann sein Sprechen besser strukturieren und motorische Prozesse lenken. Die Sprechgeschwindigkeit kann auch durch das gezielte Anwenden von Pausen kontrolliert werden. Pausen werden zwischen Sätzen, Satzabschnitten, Gedanken und Unterbrechungen durch Luft holen gesetzt. Aber auch hier kommen neben der Sprechgeschwindigkeit andere Therapiebereiche zusätzlich zum Einsatz. Welche Therapiebereiche einen anderen oder sich gegenseitig positiv beeinflussen, ist noch nicht ausreichend untersucht.

EXKURS

Pausentoleranz und langsames Sprechen
In der Praxis wird deutlich, dass viele polternde Kinder, Jugendliche und Erwachsene ein generelles Problem damit haben, angemessene Pausen und langsames Sprechen auszuhalten. „Ich will immer alles schnell machen, schnell ist gut, langsam ist schlecht." (Zitat eines 9-jährigen Jungen dazu, dass er langsames Sprechen nicht gut findet.) Einige Betroffene berichten, dass es ihnen nicht nur schwerfällt, selbst Sprechpausen einzuhalten, sondern dass sie auch bei ihrem Gegenüber langsames Sprechen und längere Pausen schlecht tolerieren können.

Hier ist es nicht nur notwendig, die Fähigkeit des langsameren Sprechens zu erlernen, sondern auch die Toleranz dafür zu erwerben. Ähnlich wie bei der Desensibilisierung in der Stottertherapie kann die Therapeutin mit dem Patienten daran arbeiten, langsames Sprechen auszuhalten. Gegebenenfalls kann auch mit Videomaterial von sehr langsamen Sprechern gearbeitet werden. Im nächsten Schritt kann der Patient bei Bewegungsübungen oder bei Handlungen lernen, sehr lange Pausen einzusetzen und sich gegen die eigene Ungeduld abzuhärten. Im letzten Schritt erfolgt dann die Umsetzung von übertrieben langen Pausen und sehr langsamem Sprechen im eigenen Sprechen.

Therapiemethoden

Ähnlich wie in der Therapie des Stotterns kann auch in der Poltertherapie in der Modifikationsphase das Sprechen mit den Techniken Poltermodifikation und Fluency Shaping bearbeitet werden (Sick, 2008, 2014).
In der Poltermodifikation werden einzelne Symptome, z. B. mithilfe des Zeitlupensprechens, verändert, und zwar nachdem, während und sogar schon bevor sie auftreten.
Beim Fluency Shaping wird das Sprechen nicht nur verändert, wenn Symptome auftreten. Vielmehr wird die ganze Zeit mit einem neuen Sprechmuster gesprochen, zum Beispiel verbesserte Artikulation, Betonungssprechen oder Sprechen mit Pausen.

Poltermodifikation	Fluency Shaping
■ Vor, während oder nach dem Symptom wird das Sprechen kurz verändert (dynamisch)	■ Das gesamte Sprechen wird verändert (stetig) ■ Neues Sprechmuster

Abb. 7: Gegenüberstellung Poltermodifikation und Fluency Shaping

Übungsbeispiele

Die genannten Therapieprinzipien, der Therapieablauf und die Therapiebereiche gelten sowohl für Kinder als auch für Erwachsene. Die Übungen werden allerdings dem Alter entsprechend angepasst.

KINDER

Um eine Therapiestunde strukturiert gestalten zu können, bieten sich Bildkarten an, die die Struktur der Stunde wiedergeben und in der geplanten Reihenfolge aufgehängt werden. Sobald eine Übungseinheit zu Ende ist, wird die Karte abgenommen und zur nächsten übergegangen.

Die Übungen werden in den verschiedenen Therapieeinheiten wiederholt angeboten. Je nach Alter und Charakter des Kindes kann in der Identifikationsphase auch mit Video- oder Audioanalysen gearbeitet werden und gesehene Auffälligkeiten können mit verschiedenen Farben auf große Malblätter übertragen werden.

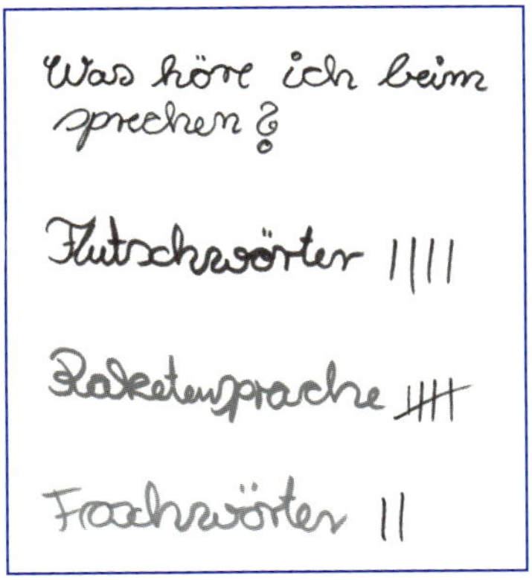

Um auditive Wahrnehmungsfähigkeiten zu fördern, können verschiedene Arten von Musik vorgespielt werden (z. B. Schlaflieder und Rockmusik), die aufgrund ihrer unterschiedlichen Geschwindigkeiten unterschiedlich klingen. Laufbewegungen verschiedener Tiere können unterschiedlich schnelle Ganzkörperbewegungen widerspiegeln (z. B. ein tapsiger Bär oder ein geschmeidig schneller Gepard). Und das Ganze muss gut koordiniert werden, wie bei einem Jongleur, der nicht zu viele Bälle auf einmal jonglieren kann (Myers, 2011). Silbensprechen kann das Sprechen verlangsamen. Ein Ball kann in der Kommunikation dazu dienen, dass sich die Sprecher während des Gesprächs abwechseln, indem immer nur der reden darf, der den Ball besitzt.

ERWACHSENE

Auch der Erwachsene, der eine Poltertherapie aufsucht, sollte die Struktur der Stunde genau kennen und den Sinn und Zweck der Übungen verstehen. Strukturen können zur Veranschaulichung aufgeschrieben werden. Die Ergebnisse aus der gemeinsamen Betrachtung der Videoanalysen werden ebenfalls verschriftlicht. Die Selbstbeobachtung kann z. B. durch den Kontrast der weichen Bewegungen beim Tai-Chi im Vergleich zu den rapiden, harten Bewegungen beim Boxen (Myers, 2011) bildlich veranschaulicht werden. Zur Veränderung der Poltersymptome kann die Poltermodifikation angewendet werden. In Gesprächen kann gezielt versucht werden, auf die Körpersprache des Gegenübers zu achten. Bildergeschichten für Erwachsene können dabei helfen, das Wesentliche einer Geschichte herauszuarbeiten und strukturiert zu erzählen.

Zusammenfassend lässt sich sagen, dass in der Poltertherapie zunächst allgemeine Prinzipien befolgt werden sollten, die eine klare Struktur erkennen lassen und durch die Übungen genau verstanden werden. Vorwiegend wird dann in den Bereichen Kognition, Sprechen, Pragmatik, Sprache und Motorik gearbeitet.

Therapieformen

Poltertherapien können – vergleichbar mit Stottertherapien – einzeln oder in der Gruppe, wöchentlich intensiv oder in Intervallen, ambulant oder stationär angeboten werden. Das Angebot im deutschsprachigen Raum ist noch nicht ausreichend vielseitig.
Aufgrund der geringen Zahl an Anmeldungen von Personen mit reinem Poltern werden polternde Patienten häufig auch in stationäre Gruppentherapien für stotternde Personen aufgenommen. Bei einer Kombination aus Stottern und Poltern bietet sich dieses Vorgehen an. In der ambulanten sprachtherapeutischen Praxis kommen nur sehr selten Gruppen zustande, da auch hier die Zahl der Anmeldungen eher gering ist.

Mannhard (2010) stellt eine Gruppentherapie für Schulkinder vor, an der stotternde und polternde Kinder gemeinsam teilnehmen. Gerade Schulkinder profitieren durch die Gruppenform von einer Kommunikationstherapie und den dadurch gewonnenen Freundschaften mit Gleichaltrigen, die ähnliche Erfahrungen teilen. Erfolgreiche Kriterien einer kombinierten Stotter-Poltertherapie sind nach Mannhard: Die eigene Symptomatik wird genau kennengelernt und gegebenenfalls akzeptiert; die Sprechflüssigkeit wird verbessert und Sprechängste werden reduziert.
Dabei ist es in der Gruppentherapie wichtig, das Kind auch in der Gruppe als individuelle Person zu sehen, realistische Informationen zu Redeflussstörungen zu geben, individuell auf unterschiedliche Gruppen eingehen zu können, die Erfahrungen der Kinder mit einzubeziehen, Übungen außerhalb des Therapieraums anzubieten und Hausaufgaben zu integrieren.

Bei der Wahl einer Therapieform sollte genau besprochen werden, welche Ressourcen für die Therapie zur Verfügung stehen. Berufstätige entscheiden sich eventuell eher für eine Intervalltherapie, die z. B. 2-3 Mal wöchentlich abends über einen Zeitraum von 2 Monaten stattfinden kann, als für eine Intensivtherapie, die sie über längere Zeit aus dem Beruf fernhält.
Einige Schüler und Studierende finden es leichter, in den Ferien 2-3 Wochen intensive Therapie zu machen als ein Mal wöchentlich während der Schulzeit. Um die Motivation zu halten und Therapieabbrüche zu vermeiden, ist es sinnvoll, eine klare Zeitspanne zu vereinbaren und ermüdende Langzeittherapien zu vermeiden.

Tipps für die Therapeutensuche

Es ist wichtig zu wissen, dass nicht alle Logopädinnen und Sprachtherapeutinnen auf Redeflussstörungen spezialisiert sind und sich damit gut genug auskennen. Wer also eine gute Therapie bekommen möchte, sollte sich nach Spezialisten erkundigen. Für die Redeflussstörung Poltern gibt es im deutschsprachigen Raum noch kein spezielles Therapeutenverzeichnis. Das liegt daran, dass Poltern intensiv erst in der jüngsten und neuesten Therapieforschung auftritt. Aufgrund der Überschneidungen von Poltern und Stottern und des gehäuften gemeinsamen Auftretens übernehmen ausgebildete Stottertherapeuten häufig auch Patienten, die poltern, und therapieren beide Redeflussstörungen.

Adressen von Stottertherapeuten bekommt man zum einen über die Bundesvereinigung Stottern und Selbsthilfe e.V. (www.bvss.de) und zum anderen über die interdisziplinäre Vereinigung der Stottertherapeuten e.V. (www.ivs-online.de). Auch die großen Therapeutenverbände (Deutscher Bundesverband für Logopädie dbl e.V., www.dbl-ev.de, und Deutscher Bundesverband der akademischen Sprachtherapeuten dbs e.V., www.dbs-ev.de) informieren über spezielle Qualifikationen ihrer Mitglieder.

Richtlinien zur Einhaltung von Mindeststandards in der Poltertherapie gibt es bisher noch nicht. Anforderungen an eine geeignete Therapeutin könnten wie folgt lauten:

- Gut informierte Therapeutin
- Umfangreiche Aufklärung über die Redeflussstörung Poltern und die zugehörigen Symptome
- Umfangreiche Information über mögliche Therapieangebote
- Individuelle Zielsetzung und gemeinsame Therapieplanung
- Motivierende Therapiegestaltung und Bereitschaft zur Problemlösung
- Einbeziehung des Umfeldes

Poltern in Schule, Ausbildung und Beruf

Poltern in der Schule

Im Gegensatz zur Redeflussstörung Stottern wurde die Redeflussstörung Poltern in der Schule bisher wenig öffentlich diskutiert. Im Folgenden sollen Überlegungen und Handlungshinweise gegeben werden.

Poltern erkennen

Es kann davon ausgegangen werden, dass Poltern sehr selten durch Lehrkräfte als solches erkannt wird. Das liegt zum einen an der beschriebenen Komplexität der Diagnostik und zum anderen an den zahlreichen begleitenden Erscheinungen. Sollte der Verdacht auf Poltern vorliegen, so können Eltern und Schüler dahin gehend beraten werden, eine ausführliche logopädische Diagnostik durchführen zu lassen.

Nachteilsausgleich oder Inklusive Unterrichtsgestaltung?

Neben sprachlichen Auffälligkeiten kann sich Poltern in der Schule individuell auch in Form von Schreib-, Konzentrations- und Organisationsauffälligkeiten zeigen. Für jeden Schüler gilt es abzuwägen, welche Form eines Ausgleichs oder welche Form von Unterstützung angemessen sein kann. Die Klasse sollte gemeinsam nach Absprache mit dem betroffenen Schüler aufgeklärt werden, und der Unterricht ist so zu gestalten, dass polternde Schüler die Möglichkeit haben, sich gut mündlich zu beteiligen und dem Unterricht konzentriert zu folgen. Unverständliche Redeanteile können noch einmal zusammengefasst werden und es kann nachgefragt werden, ob der Inhalt richtig verstanden wurde. Auch die Aufforderung, das Gesagte noch einmal anders zu beschreiben, dient der Verständlichkeit. Es kann ebenfalls beobachtet werden, ob die Zuhörerreaktionen der Klasse adäquat sind und wie der polternde Schüler auf diese reagiert. Zeigt sich das Poltern ebenfalls im Schriftbild, sollte insbesondere an der Silbensequenzierung, an der Pausensetzung und an der Einteilung von Sinneinheiten gearbeitet werden.

Poltern und Mitschüler

Auch wenn die Vermutung besteht, Poltern führe nicht zu einem ausgeprägten Störungsbewusstsein, so kann die Reaktion der Zuhörer auf einen polternden Schüler massive Auswirkungen haben. Wird ein Schüler ausgelacht, weil er unverständlich spricht, oder wird er von Mitschülern aufgrund der Unverständlichkeit isoliert, kann das zu sprachlichem Rückzug und Sprechangst führen. Hier sollten Lehrer sensibel für Verhaltensveränderungen sein und gemeinsam mit Eltern, polterndem Schüler und der Klasse Gespräche führen.

Poltern in Ausbildung und Beruf

Auch im Berufsleben können negative Reaktionen von Zuhörern zu Frustration oder sozialem Rückzug führen. Häufig läuft eine telefonische Anmeldung in logopädischen Praxen wie folgt ab:

> „Ich habe häufiger erlebt, dass meine Kollegen mich nicht verstehen. Obwohl ich das Gefühl habe, deutlich zu sprechen, werde ich ständig gebeten, das Gesagte noch einmal zu wiederholen. Manchmal habe ich das Gefühl, über meine Worte zu stolpern. Vielleicht spreche ich auch manchmal etwas zu schnell. Mein Chef riet mir, einen Logopäden zu konsultieren." (Telefonische Anmeldung eines erwachsenen Mannes in einer logopädischen Praxis).

Im beruflichen Umfeld ist es wichtig, Kollegen, Vorgesetzte oder Ausbilder darüber zu informieren, dass eine Redeflussstörung vorliegt. Unter Kollegen kann sonst der Eindruck entstehen, dass man sich nur mehr anstrengen oder einfach langsamer sprechen müsse, damit man besser verstanden wird. Das vermeintlich fehlende Bemühen der polternden Person führt dann oft zu Abwertungen: „Der will einfach nicht." Hier kann eine Aufklärung darüber, was Poltern ist, helfen, die Redeflussstörung zu akzeptieren. Das gegenseitige Einverständnis, bei nicht verständlichen Redeanteilen noch einmal nachzufragen, was gesagt wurde, kann zur Verhinderung von Missverständnissen führen und die Frustrationsschwelle herabsetzen.

Zusammenfassend lässt sich sagen, dass Poltern in Schule, Ausbildung und Beruf noch wenig bekannt ist. Wichtig ist, über Poltern zu informieren und Strategien zu formulieren, wie man mit Poltern im Alltag umgehen kann, bevor negative Erfahrungen und Auswirkungen entstehen.

Informationen

Eine feste Anlaufstelle oder einen Interessenverband für Poltern gibt es im deutschsprachigen Raum bisher noch nicht. International hat sich die International Cluttering Association (ICA) gebildet. Häufig werden die Interessen von polternden Menschen über die Stotter-Selbsthilfevereinigungen vertreten.

Im Folgenden werden nationale und internationale Internetauftritte genannt, unter denen Informationen zum Poltern zu finden sind.

1. http://associations.missouristate.edu/ICA/
   Internetauftritt der „International Cluttering Association" (ICA)

2. http://www.stammering.org/help-information/topics/what-stammering/cluttering
   Internetauftritt der „British Stammering Association" mit einer Informationsseite zum Poltern

3. http://www.mnsu.edu/comdis/ica1/icacon1.html
   Englischsprachige Online-Konferenz zum Poltern, Informationen für Fachpersonen

4. www.ivs-online.de
   Internetauftritt der „Interdisziplinären Vereinigung der Stottertherapeuten" (IVS) mit Möglichkeit der Therapeutensuche

5. www.bvss.de
   Internetauftritt der „Bundesvereinigung Stottern und Selbsthilfe e.V."

6. http://www.stutteringhelp.org/cluttering
   Internetauftritt der „Stutteringfoundation" mit Informationsseite zum Poltern

7. http://www.theifa.org/index.php
   Internetauftritt der „International Fluency Association"

Hilfreiche Adressen

- Bundesvereinigung Stottern und Selbsthilfe e.V. (bvss)
  Zülpicher Straße 58
  50674 Köln
  Tel.: 0221 – 139 11 06
  E-Mail: info@bvss.de

- Deutscher Bundesverband für Logopädie e.V. (dbl)
  Augustinusstraße 11a
  50226 Frechen
  Tel.: 02234 – 37 95 30
  E-Mail: info@dbl-ev.de

- Deutscher Bundesverband der akademischen Sprachtherapeuten e.V. (dbs)
  Goethestraße 16
  47441 Moers
  Tel.: 02841 – 99 81 91 0
  E-Mail: info@dbs-ev.de

- Interdisziplinäre Vereinigung der Stottertherapeuten e.V. (ivs)
  Erftstraße 1
  50859 Köln
  Tel.: 02234 – 602 93 08
  E-Mail: info@ivs-online.de

Literatur

Alm, P. (2011). Cluttering: A neurological perspective. In: Ward, D. & Scaler Scott, K.: Cluttering – A Handbook of Research, Intervention and Education (pp. 3-28). East Sussex: Psychology Press.

Daly, D. A. & Burnett, M. L. (1999). Cluttering: Traditional Views and New Perspectives. In: Curlee, R. F. (Ed.): Stuttering and related Fluency Disorders, Second Edition, New York: Thieme Publishers.

Daly, D. & Cantrell, R.P. (2006). Predictive Cluttering Inventory. Download: http://associations.missouristate.edu/ica/Resources/Resources%20and%20 Links%20pages/clinical_materials.htm. [Zugriff: 15.04.2014]

Drayna, D. (2011). Possible genetic factors in cluttering. In: Ward, D. & Scaler Scott, K.: Cluttering – A Handbook of Research, Intervention and Education (pp. 29-33). East Sussex: Psychology Press.

Lanouette, E. B. (2011). Intervention strategies for cluttering disorders. In: Ward, D. & Scaler Scott, K.: Cluttering – A Handbook of Research, Intervention and Education (pp. 175-197). East Sussex: Psychology Press.

Mannhard, A. (2010). Jetzt geh ich's an! Dynamische Gruppentherapie für stotternde und polternde Schulkinder. Forum Logopädie, 2 (24), 20-25.

Myers, F. L. (2011). Treatment of cluttering: a cognitive-behavioral approach centered on rate control. In: Ward, D. & Scaler Scott, K.: Cluttering – A Handbook of Research, Intervention and Education (pp. 152-174). East Sussex: Psychology Press.

Riley, G. & Riley, J. (1985). Oral Motor Treatment and Assessment: Improving Syllable Production. Austin, TX: PRO-ED Inc.

Schneider, P. & Zückner, H. (2005). Aachener Analyse unflüssigen Sprechens (AAUS). Neuss: Natke Verlag.

Scott, S. K. (2011). Cluttering and autism spectrum disoders. In: Ward, D. & Scaler Scott, K.: Cluttering – A Handbook of Research, Intervention and Education (pp. 115-134). East Sussex: Psychology Press.

St. Louis, K. O. & Schulte, K. (2011). Definining cluttering: the lowest common denominator. In: Ward, D. & Scaler Scott, K.: Cluttering – A Handbook of Research, Intervention and Education (pp. 233-253). East Sussex: Psychology Press.

Sick, U. (2014). Poltern – Theoretische Grundlagen, Diagnostik, Therapie (2. Aufl.). Forum Logopädie. Stuttgart: Thieme.

Sick, U. (2008). Modifikation von Poltersymptomen bei Erwachsenen und Jugendlichen. Forum Logopädie, 2 (22), 22-25.

Van Zaalen, Y., Wijnen, F. & Dejonckere, P. H. (2011). Cluttering and learning disabilities. In: Ward, D. & Scaler Scott, K.: Cluttering – A Handbook of Research, Intervention and Education (pp. 100-114). East Sussex: Psychology Press.

Van Zaalen, Y. & Winkelman, C. (2009). Broddelen Een (on) begrepen stoornis. Bussum: Uitgeverij Coutinho.

Ward, D. (2006). Stuttering and Cluttering: Frameworks for understanding and treatment. New York: Psychology Press.

Weiss, D. A. (1964). Cluttering. Englewood Cliffs. New York: Prentice Hall.